Docteur Henri BARRÉ

La Vérité

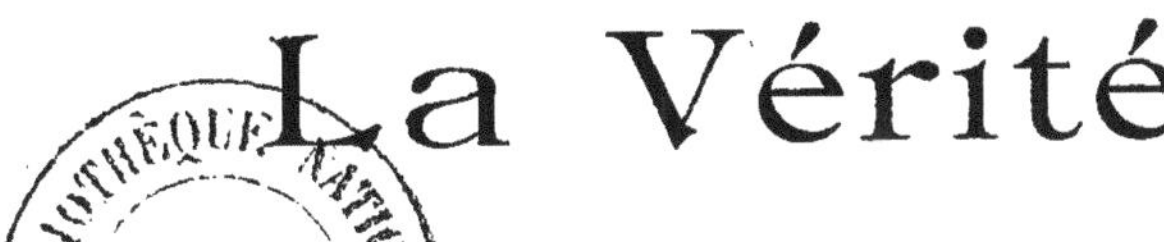

SUR

Le Problème Social

DE

LA TUBERCULOSE

Sa Solution mise au Concours

Amicus Plato, sed magis amica Veritas.

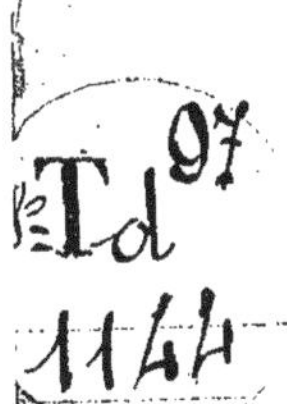

PARIS
A. MALOINE, ÉDITEUR
25-27, RUE DE L'ÉCOLE-DE-MÉDECINE, 25-27

1912

Docteur Henri BARRÉ

La Vérité

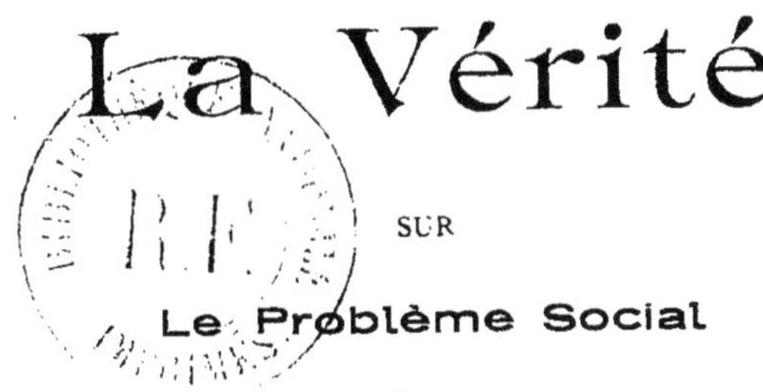

SUR

Le Problème Social

DE

LA TUBERCULOSE

Sa Solution mise au Concours

Amicus Plato, sed magis amica Veritas.

PARIS
A. MALOINE, ÉDITEUR
25-27, RUE DE L'ÉCOLE-DE-MÉDECINE, 25-27

1912

A Monsieur le Président de la République,

A Messieurs les Ministres,

A Messieurs les Membres du Sénat et de la Chambre des Députés, du Conseil Général de la Seine et du Conseil Municipal de Paris,

Ainsi qu'aux Chefs d'Etats, Hommes publics, Savants et Philanthropes de tous les Pays, que préoccupe, si justement, la grande question de la Tuberculose,

Je soumets respectueusement ces quelques réflexions, avec prière de les examiner en elles-mêmes, abstraction faite de l'humble personnalité de leur auteur.

Dr Henri BARRÉ.

Argentan (Orne), 14 avril 1912.

SOMMAIRE

I. — Etendue Réelle du Fléau 9
II. — Insuffisance des Mesures Sociales . . . 10
III. — Le Nœud de la Question 14
IV. — La Faillite des Traitements Officiels. . 16
V. — La Faculté et le Progrès 21
VI. — Le Progrès par le Concours 23
VII. — Un Défi Thérapeutique. 24
VIII. — Les Concurrents en Présence 26
IX. — Organisation du Concours. 28
X. — Conclusion 32

I

Etendue réelle du Fléau

Comprenant, sans doute, l'humiliant discrédit qui peut en rejaillir sur sa thérapeutique, la Science officielle, depuis de longues années, cherche à cacher au public (et, si possible, se cacherait à elle-même) le chiffre réel de la mortalité par tuberculose, tant elle sent qu'il est la condamnation même de la prétentieuse formule du Professeur Grancher : « La tuberculose est la plus curable de toutes les maladies ».

C'est à peine si, en effet, elle avoue 100.000, ou, tout au plus, 150.000 décès par an : Or ce sont là des chiffres absolument erronés, comme il est facile de le démontrer.

D'après un rapport adressé au Ministère de l'Intérieur, en 1911, par le Professeur Lannelongue, la tuberculose entre pour un cinquième à un quart dans le chiffre de la mortalité générale. Celle-ci étant, en France, de 25 pour 1.000 d'après les statistiques officielles (Bertillon), il s'ensuit donc, vu l'importance totale de notre population, que ce n'est pas 100.000 à 150.000, mais bien 200.000 à 250.000 personnes qui, rien que dans notre pays, meurent tous les ans de la tuberculose pulmonaire.

Tout épouvantables que soient ces chiffres, il faut bien se dire qu'ils sont encore au-dessous de la vérité, un grand nombre de décès, dus en réalité à la tuberculose, étant souvent dissimulés sous la rubrique : pleurésie, bronchite chronique, etc.

La situation n'est, du reste, pas plus brillante à l'Etranger, où, comme en France, la tuberculose, loin d'être la plus curable, se montre, au contraire, la plus meurtrière de toutes les maladies.

Rien d'étonnant, dans ces conditions, si, comme le dit le Professeur-doyen Landouzy, « il s'est fait, autour de la tuberculose, un tel mouvement d'opinion que, dans le Nouveau Monde, comme dans la vieille Europe, il existe une question de la tuberculose, question épineuse entre toutes, étant donnée la complexité des problèmes qu'elle soulève ». C'est ce qui fait aussi que « de la solution de ces problèmes, parmi les hommes de Science, parmi les hommes d'Etat, parmi les peuples et les gouvernements, parmi les édilités, parmi les collectivités et les mutualités, parmi les familles comme parmi les individus, nul n'a le droit de se désintéresser (1) ».

II

Insuffisance des Mesures Sociales

En présence d'une pareille mortalité, les Pouvoirs publics de tous les Pays, se sont demandés si, dès maintenant, il ne serait pas possible d'arrêter la marche de plus en plus envahissante de ce fléau par des mesures sociales appropriées.

A cet effet, on a successivement proposé : la construction d'habitations ouvrières à bon marché, l'envoi à

---

(1) L. Landouzy (*Clinique de Laënnec, 17 Nov. 1911*).

la campagne des personnes atteintes de tuberculose, la création d'immenses sanatoria, etc.

1° — Parlons d'abord des habitations ouvrières à bon marché : Il est certain qu'il y a là une idée excessivement intéressante dont la réalisation, tant au point de vue moral, qu'au point de vue hygiénique, ne peut manquer de donner de bons résultats : le taudis étant le grand pourvoyeur du cabaret et de l'hôpital.

Aussi, sans aller jusqu'à voir dans ces habitations la solution du problème de la tuberculose, ne saurait-on assez encourager, dans ce sens, les initiatives privées et collectives.

Toutefois (et c'est là le gros reproche qu'on peut adresser à ce projet) on se ferait illusion si on comptait sur une réalisation très prochaine.

Ce sera l'œuvre du temps : plusieurs générations devant forcément être nécessaires pour accomplir l'immense effort financier et matériel que demandera une entreprise aussi gigantesque..... Sans compter tous les obstacles que mettront, au devant de cette entreprise, la routine et tous les intérêts particuliers plus ou moins menacés par ces projets.

2° — A ce point de vue, l'idée d'envoyer les tuberculeux à la mer, à la montagne, dans les sanatoria, ou même (plus économiquement) à la campagne, en pension chez les paysans, peut paraître, de prime abord, plus immédiatement réalisable.

Voyons ce qu'il faut en penser, en étayant notre thèse, suivant notre usage, des aveux échappés à la Science officielle :

D'après des documents scientifiques tout récents et très autorisés, on peut affirmer, de science certaine, grâce aux nouvelles méthodes d'exploration tuberculinique, que, sur 100 citadins, âgés de plus de 20 ans, c'est à peine si l'on en trouve 7 ou 8 qui n'aient pas encore été touchés par le bacille (1). Suivant la statistique de Nœgeli, cité par le Professeur agrégé Broca, la propor-

(1) A. Calmette, Dir. de l'Inst. Pasteur de Lille (*Pr. Méd.* 28. 2. 1912).

tion serait même de 98 pour 100, chez les adultes des grandes villes (1).

En réalité, autant dire que tout le monde, dans les villes, est plus ou moins suspect de tuberculose, bien que, chez le plus grand nombre heureusement, aucun symptôme extérieur, ni aucun malaise, ne soit venu, ni peut-être ne viendra jamais, déceler la présence dans les tissus du dangereux bacille.

Logiquement, il faudrait donc envoyer tout le monde à la campagne : conclusion cependant absurde, puisque, alors, la campagne deviendrait bientôt la ville, avec tous ses inconvénients : si bien, qu'avant peu, on verrait un thérapeute, plus avisé que les autres, conseiller les anciennes villes désertées comme pouvant constituer d'excellentes stations de cure d'air.

Il faudra donc faire un choix : Mais quelles personnes choisir et dans quelles proportions ?

Choisira-t-on seulement les simples bacillifères, autrement dit les non encore malades, puisque précisément ce sont ces « candidats à la tuberculose » qui se trouvent le mieux répondre à l'idéal des Maîtres en tuberculothérapie (Grancher, Landouzy, Calmette, etc.) d'après lesquels le traitement médical n'a vraiment de chances de succès que lorsqu'il est commencé tout à fait « à l'extrême début du mal » ?

Cette condition se comprend très bien ; trop bien même, car, soit dit en passant, elle ne prouve pas positivement la grande confiance que nos Maîtres eux-mêmes ont dans les traitements officiels.

Seulement à choisir ainsi de préférence ces *non malades* pour les envoyer *en traitement* au grand air, il y a un inconvénient : c'est que, lorsqu'ils reviendront plus tard près des autres membres de leurs familles (dont la réelle tuberculose, qui les aura fait écarter comme indignes de la cure d'air, aura pu évoluer tout à son aise), ces non malades, loin d'être plus à l'abri contre la tuberculose qu'ils ne l'étaient avant leur départ,

(1) A. Broca (*Pr. Méd. 3. 12. 1910*).

seront maintenant plus prédisposés que jamais à la contracter, même sous la forme la plus grave, puisque, plus ils auront été longtemps à la campagne, plus ils seront comparables à ces « ruraux récemment immigrés » qui, d'après A. Calmette (1), sont plus prédisposés que les citadins à la tuberculose aigüe ou granulie.

Si, pour éviter cet écueil, on se résigne à choisir les véritables tuberculeux, comme semble l'indiquer le plus vulgaire bon sens, on retombera dans un autre inconvénient, puisque, dans ces cas-là, d'après la Science, le traitement médical *actuel*, même appliqué dans les meilleures conditions hygiéniques, est rarement suivi de succès... de telle façon qu'en fin de compte ce serait, là encore, en pure perte, ou presque en pure perte qu'aurait été entrepris cet immense effort social.

Si, seulement, ce n'était qu'en pure perte ! Mais n'est-il pas à craindre que tous ces producteurs de bacilles, disséminés dans les moindres villages (*contrairement, remarquons-le bien, à toutes les règles de la même science officielle, en matière de maladies contagieuses*), ne servent qu'à propager le mal avec une plus grande rapidité encore ? Tous les cliniciens n'ont-ils pas observé, en effet, d'après Calmette (2), que « lorsqu'un phtisique entre dans une famille jusqu'alors indemne, tous les membres de cette famille sont rapidement contaminés : les enfants meurent de méningite, les adolescents ou les adultes, succombent à la granulie ; seul, celui qui a apporté le mal, survit pendant de longues années ? » On a fait toute une série de campagnes pour protester contre le danger que fait courir l'avarie aux malheureuses remplaçantes, qu'est-ce pourtant à côté des ravages que pourrait ainsi causer l'avarie tuberculeuse ?

Admettons cependant que les Pouvoirs publics (pressés par la Science officielle qui, se perdant, comme on va le voir, dans sa thérapeutique, veut absolument trouver une issue du côté social) se décident à passer

---

(1) A. Calmette (*loc. cit.*).

(2) A. Calmette (*loc. cit.*).

outre à tous ces graves inconvénients et que, ce projet ayant été mis à exécution, un tant pour cent, d'ailleurs minime, de tuberculeux supposés guéris (après plusieurs années employées à la campagne à disséminer leur mal), puissent enfin réintégrer leurs foyers : Croit-on vraiment que tout sera terminé ?

Non, certes, pas plus que pour ceux ayant été soignés dans des sanatoria ; car, quel est le médecin ne sachant, par une trop fréquente expérience, les nombreuses rechutes éprouvées par ces tuberculeux momentanément guéris, quand, après le grand air de la campagne ou les plantureux menus des sanatoria, ils se retrouvent dans les mêmes mauvaises conditions hygiéniques qui, déjà, une première fois, les ont fait devenir tuberculeux ?

III

Le Nœud de la Question

De quelque côté qu'on retourne la question, les solutions proposées ne sont donc pas sans laisser place à de nombreuses incertitudes.

Considérés abstraitement, le fait d'habiter une maison saine et le fait de vivre aux champs, à la mer, à la montagne, sont évidemment des choses excellentes en elles-mêmes qu'on ne saurait trop encourager.

De là, cependant, à les regarder comme des garanties assez assurées contre la tuberculose, pour justifier complètement le bouleversement social qui serait nécessaire pour appliquer ces mesures en grand, il y a loin.

Ne sait-on pas, en effet, que ce fléau va chercher ses victimes, non seulement dans les plus humbles logements ouvriers, mais aussi dans les demeures les plus luxueuses et les plus confortables, même jusque « sous les lambris dorés et sur les marches des trônes » (Landouzy)... et les statistiques ne sont-elles pas là pour nous montrer qu'il sévit déjà cruellement sur les habitants de nos campagnes, aussi bien que sur les populations maritimes et montagnardes ?

On aura beau faire, malgré leur utilité indéniable, l'habitation saine, comme la vie au grand air ne seront jamais que des préventifs incertains ou d'insuffisants accessoires dans la lutte contre la tuberculose.

Que les tuberculeux restent à la ville, qu'ils aillent séjourner à la campagne, à la mer, à la montagne, ou qu'ils rentrent dans leurs foyers, une seule chose leur est et leur sera toujours nécessaire : un bon traitement médical.

Voilà la base, voilà le fondement de toute action efficace et durable contre la tuberculose : avec un traitement vraiment bon on peut guérir de cette maladie même dans les plus obscurs réduits de nos faubourgs ; avec un mauvais traitement on peut en mourir, on en meurt tous les jours dans les villas les plus ensoleillées du Midi.

C'est donc dans le traitement médical, et dans le traitement médical seul, que réside véritablement le nœud de la question, et que, par conséquent, cessant de prendre l'accessoire pour le principal, il est indispensable de chercher tout d'abord la solution.

Quels avantages devrait présenter ce traitement médical pour que, en attendant la découverte hypothétique du vaccin rêvé, on puisse déclarer la question suffisamment résolue, pour le moment ?

1° — Tout en restant toujours inoffensif, être assez puissant pour pouvoir guérir non seulement la plus grande partie des tuberculeux du 1er et du 2e degré, mais aussi, en assez forte proportion, les cavitaires eux-mêmes ; et cela, rien que par sa seule efficacité, sans le secours d'aucun adjuvant quelconque : sans que, par suite, il soit nécessaire pour le malade d'abandonner sa famille.

2° — Etre assez simple et commode d'emploi pour

que tous puissent se soigner sans quitter, ni même négliger en rien leurs occupations professionnelles.

3° — Etre enfin, d'un prix de revient assez bas (quelques sous au plus par jour) pour rester à la portée de toutes les bourses et permettre ainsi aux Municipalités d'avoir des dispensaires où, laissant au second plan la distribution de crachoirs de poche et de petits conseils hygiéniques, on puisse entreprendre, efficacement et économiquement, le traitement complet des tuberculeux de la classe pauvre... la guérison de ces malades devant être, en somme, pour eux, comme pour leurs familles, la meilleure et la plus sûre de toutes les prophylaxies.

IV

La Faillite des Traitements Officiels

Mais, à qui ira-t-on demander un traitement si efficace ?

Est-ce à la Science officielle française ou étrangère ? — Non, évidemment, puisque ni l'une, ni l'autre n'en connaît.

Si l'une ou l'autre en connaissait, le problème n'aurait pas besoin d'être posé, il serait déjà résolu dans toute l'étendue du monde entier, tant, grâce au concours de la grande Presse, sont adoptées d'emblée et mises en pratique aussitôt, par les praticiens de tous les Pays, les méthodes de traitement reconnues comme véritablement supérieures.

Malheureusement, si la Science officielle a fait de grands progrès dans la cure de nombreuses maladies, il faut bien reconnaître que, en ce qui concerne la thérapeutique de la tuberculose, elle est loin d'avoir eu la main heureuse jusqu'ici.

Notamment pour la France, qu'on se reporte, en effet, à quelques années en arrière : C'était alors, on s'en souvient, le règne incontesté et incontestable de la poudre de viande, puis de la viande crue, du jus de viande, de la pulpe de viande, etc., à des doses souvent invraisemblables. Bien osé aurait été, à ce moment, le praticien indépendant qui se serait permis d'émettre le moindre doute sur l'efficacité et la bénignité de ces traitements. Et maintenant, qu'on ouvre n'importe quel livre médical classique, et l'on verra avec quelle désinvolture (comme pour faire oublier que, peut-être, ils ont été autrefois les plus ardents à traiter ainsi leurs malades) la plupart des auteurs déclarent, à l'envi, du vivant même des promoteurs de ces méthodes, que celles-ci ont donné les plus « funestes » résultats et que même on est en droit de se demander si la tuberculose n'est pas « en progression constante en partie par suite de l'abus de l'alimentation carnée ».

Cette « pratique désastreuse » (1) se continue d'ailleurs tous les jours, un grand nombre de praticiens de France, ayant encore recours à ces méthodes, sans doute, en vertu de la force acquise : le Professeur Charles Richet ne nous dit-il pas lui-même « que rien n'est plus robuste, rien n'a la vie plus dure qu'une vieille erreur ». (2).

Après les cacodylates qui un moment firent fureur et sont maintenant de plus en plus délaissés, la grande mode aujourd'hui est aux sérums prétendus spécifiques, tant le légitime succès de Behring et de Roux a fait naître d'espoirs.

Mais, la diphtérie n'est pas la tuberculose : aussi, bien que ces sérums antituberculeux officiels (dont beaucoup, du reste, ne sont pas sans danger) soient employés journellement par la plupart des médecins, il ne faut pas se hâter, pour cela, de conclure à leur efficacité.

---

(1) Albert Robin (*Mond. Méd. 5. 5. 1911*).

(2) Ch. Richet. (*Discours prononcé à Vienne, en 1911, à l'inauguration du monument de Michel Servet*).

Déjà de mauvais bruits circulent à leur sujet dans le monde médical officiel : on dirait que « le navire va prendre eau ».

Si on en croit, en effet, le Directeur de l'Institut Pasteur de Lille, les tentatives actuelles étant « restées infructueuses », *il y aurait lieu de chercher « une orientation plus scientifique de la lutte antituberculeuse* (1) ».

C'est également l'opinion du Professeur Agrégé L. Rénon qui après avoir déclaré, en mars 1911 (2), « qu'il y a véritablement quelque chose dans la sérothérapie antituberculeuse », reconnaît, en avril 1912 (2), que, « à moins de nouvelles découvertes modifiant complètement les notions courantes sur les sérums, *l'avenir de la phtisiothérapie* ne semble pas être dans la sérothérapie », et qu'il « *s'oriente* », au contraire « *dans des voies différentes* ».

On le voit, c'est bien l'abandon sans phrase et la mise au rebut définitive d'une méthode qui, hier encore, comme la suralimentation carnée, était à l'état de dogme intangible.

Ce qui prouve, une fois de plus, combien changeant, combien inconsistant, combien contradictoire, (disons le mot malgré ses apparences de blasphème) combien creux est l'enseignement officiel de la thérapeutique antituberculeuse, en dehors duquel, pourtant, ses pontifes (jamais rendus plus modestes par leurs échecs passés, parce que toujours aussi confiants dans leurs essais présents) prétendent orgueilleusement qu'il n'y a pas de salut.

Qu'on ne s'y méprenne pas, ce que nous reprochons ici à la Science officielle ce ne sont pas ses erreurs continuelles, malgré les « désastreux » résultats qui en sont la conséquence : car *errare humanum est ;* c'est encore bien moins de les reconnaître et de se hâter de chercher « dans des voies différentes » : car cela prouve, et son évidente loyauté, et son infatigable persévérance pour

(1) A. Calmette (*loc. cit.*).

(2) L. Rénon. (*Trait. scient. pratique de la tub. pulm. Paris 1911 et Monde médical. 5. 4. 1912*).

atteindre au but visé ; ce que nous lui reprochons, c'est, malgré tous ses échecs répétés, ses changements incessants de méthode, ses propres aveux d'impuissance, de n'en conserver pas moins, au dedans d'elle, cette incompréhensible prétention qu'elle a le monopole de la vérité... alors que, au contraire, la plupart de ses méthodes prêtent si largement le flanc à la critique.

Voici, par exemple, la méthode, dite de reminéralisation, du Professeur Albert Robin : Pouvons-nous la trouver bien logique quand nous voyons qu'après avoir cherché à empêcher, autant que possible, par un régime spécial, toute formation et toute introduction d'acide dans l'organisme (sous le prétexte très discutable que ces acides favorisent le développement de la tuberculose pulmonaire), elle introduit ensuite l'ennemi dans la place même, sous la forme d'inhalations acides dans le poumon ?

Et cette autre méthode du même auteur qui consiste à croquer une ou deux alouettes rôties, tous les jours, « avec toutes les minéralisations de l'oiseau » (chose très importante), à qui fera-t-on croire qu'elle est aussi « commode », aussi « pratique » et aussi « efficace » contre la tuberculose que ne craint pas de le dire (1) sérieusement le Professeur Albert Robin ?

Voici encore la méthode, dite de recalcification de Paul Ferrier : Pouvons-nous ne pas constater qu'elle est fondée sur une erreur scientifique formelle ?... Qu'elle est si compliquée que sur 1574 tuberculeux auxquels elle fut ordonnée à la consultation de Necker, 1.268 préférèrent ne pas se soigner du tout que de s'y soumettre ?... Qu'elle est si peu efficace que, d'après les travaux de ses plus chauds partisans (2) elle donne 88 % d'insuccès local chez les tuberculeux du 2e et du 3e degré ?

Et si, laissant là les traitements actuels, nous cherchons à pressentir ce que pourra bien être un jour la méthode nouvelle dont A. Calmette (3) laisse entrevoir l'ap-

(1) A. Robin (*Bull. de l'Académie de Médecine. 18 Janv. 1910*).

(2) E. Sergent. (*Pr. Méd. 19. 11. 1910*).

(3) A Calmette (*Pr. Méd. loc. cit.*).

parition dans l'ombre lointaine de l'avenir, n'est-il pas permis de penser qu'il n'y a pas lieu de fonder de grands espoirs sur elle, quand on songe que la théorie sur laquelle repose cette future méthode officielle peut se condenser dans le raisonnement suivant (dont la prémisse est la réédition, sous la forme scientifique moderne, de la boutade fameuse : « Il est mort guéri ») : « C'est à force d'être immunisé contre la tuberculose, que meurt le phtisique ; donc le traitement de l'avenir devra consister à immuniser le moins possible l'enfant, de façon à l'immuniser davantage ».

Jusqu'ici nous avons fait surtout allusion à la thérapeutique de la tuberculose pulmonaire, l'aveu suivant du Professeur Kirmisson prouve que malheureusement, en dehors du couteau du chirurgien, qui reste toujours la suprême ressource, la thérapeutique des tuberculoses osseuses ou articulaires est tout aussi inefficace : Voici en effet ce qu'écrit le Professeur de Clinique chirurgicale infantile des Enfants malades (1), parlant des jeunes gens atteints de tuberculoses externes : « Dans l'état actuel, que pouvons-nous d'utile pour eux ? *Absolument rien.* Ils vont de consultation en consultation répandant autour d'eux, avec le pus de leurs fistules, les germes de leur affection ; ils ne peuvent être admis pour un temps suffisant dans les services de chirurgie d'adultes déjà surchargés, où ils occuperaient un lit *pendant des mois et des années* et où d'ailleurs ils ne trouveraient pas les conditions nécessaires à leur rétablissement ; ils s'y étiolent et finissent par succomber aux progrès de la tuberculose viscérale, ou bien *l'aggravation* rapide des lésions *rend nécessaire chez eux le sacrifice du membre* ».

---

(1) Kirmisson (*Pr. Méd. 6. 4. 1912*).

V

La Faculté et le Progrès

De ce que la Science officielle, de son propre aveu, ne puisse « absolument rien » en matière de thérapeutique antituberculeuse, il ne s'ensuit pas, pour cela, qu'il n'y ait rien à faire : ce que « les doctrinaires » n'ont pu trouver, de simples praticiens, secondés par certaines circonstances, ont pu être assez heureux pour l'avoir découvert.

Cette supposition ne peut surprendre que ceux qui ignorent l'histoire de la médecine : Pour ne citer que deux exemples : A qui est due la découverte de la vaccine, qui a permis et permet encore de sauver tant de vies humaines, sinon à Jenner, simple petit médecin praticien de Berkeley, dans le Gloucestershire ?... A qui, dans leurs principes, devons-nous ces merveilleuses acquisitions de la thérapeutique moderne, ces immenses progrès de la chirurgie actuelle, sinon à Pasteur, qui n'était pas même médecin ?

N'est-ce pas là d'ailleurs ce qui se passe couramment dans toutes les autres professions ? Notamment dans l'industrie, sont-ce toujours les ingénieurs les plus savants et les plus distingués, sont-ce même exclusivement les gens du métier, qui font les inventions les plus utiles et les plus fécondes ?

A y réfléchir, on s'explique très bien cette sorte d'infécondité des plus grands savants officiels en face de certaines questions, alors même que, par ailleurs, ils ont pu faire les plus belles découvertes : Cela tient probablement à ce que leur esprit ayant été toujours orienté par leurs études et par leur ambiance scientifique, dans une direction donnée, pour la recherche de la meilleure solution à apporter à tel ou tel problème, ils sont, d'une certaine façon, en une sorte d'état d'infériorité vis-à-vis des autres chercheurs, même infiniment moins instruits, si cette solution ne doit, en réalité, se trouver que dans une voie absolument nouvelle et complètement en dehors des sentiers battus.

C'est cet état d'esprit qui permet d'expliquer également comment ces mêmes savants officiels se mettent parfois en travers des découvertes les plus réelles, qu'ils ne veulent même pas examiner sérieusement, sans doute, parce qu'ils ne peuvent concevoir comment la solution du problème (si longtemps inutilement cherchée par eux), peut être si simple et, en même temps, si différente de celle qu'ils avaient toujours supposée.

Veut-on un exemple relativement récent dans lequel est pris sur le vif cet esprit d'obstruction ?

Qu'on se rappelle l'accueil que, il n'y a pas encore 50 ans, firent à Villemin les membres de l'Académie de Médecine de Paris (1) quand il vint, timidement, déclarer que la tuberculose lui paraissait contagieuse : Quel haro sur le pauvre savant ! Quels cris ! Quel ton blessant et ironique ! Parfois même quelles insinuations malveillantes dans les interminables discours qui furent prononcés à cette occasion, par les plus grandes autorités scientifiques de l'époque, afin de démontrer à Villemin l'absurdité de ses idées !

Dans une leçon clinique, faite il y a quelques mois (2), le Professeur-doyen Landouzy, après avoir rappelé l'importance de la découverte de Villemin, évite avec soin de faire allusion à ces incidents, qui durent être si pénibles à Villemin, et il se contente de dire : « Villemin ne fut pas entendu ». La formule est d'un euphémisme charmant ; elle ne surprend pas dans la bouche si éloquente du Professeur de clinique de Laënnec, mais peut-être eût-il été plus exact et plus juste de dire : « La voix de Villemin fut violemment étouffée, et pourtant c'était la vérité qu'elle apportait ».

N'insistons pas ; mais quelle leçon de modération et de tolérance (s'ils savaient jamais en profiter) pour ceux que leur situation officielle peut appeler à juger les idées des autres !

---

(1) Bulletin de l'Académie de Médecine (*Années 1865 à 1869*).

(2) L. Landouzy (*Clinique de Laënnec, 17 Nov. 1911*).

Nous en avons dit assez, croyons-nous, pour montrer que la Science officielle est loin d'être infaillible : Non, tout ce qu'elle dit n'est pas nécessairement vrai ; non, tout ce qu'elle conseille n'est pas nécessairement bon ; non, tout ce qu'elle juge, n'est pas nécessairement juste ; non, tout ce qu'elle ignore, ou feint d'ignorer, n'est pas nécessairement nul et sans valeur.

VI

Le Progrès par le Concours

« Si, en matière de doctrine étiologique, pathogénique, prophylactique et thérapeutique ; si, en matière de pratiques hygiéniques, hospitalières et administratives antituberculeuses, tant de confusion règne dans les esprits », d'après l'aveu du Professeur-doyen Landouzy (1), cela prouve, à notre humble avis, que le système auquel on s'est adressé jusqu'ici n'est certainement pas bon et qu'il y a lieu, d'urgence, d'appliquer une autre méthode pour la recherche des meilleurs moyens à adopter pour lutter efficacement contre la tuberculose.

Cette méthode, c'est celle du concours.

N'est-ce pas d'ailleurs à cette méthode du concours que s'adressent journellement toutes les grandes administrations publiques ou privées, s'il se présente une question difficile à résoudre ?

On sait, combien, dans tous les Pays, les autorités militaires cherchent à perfectionner les aéroplanes, spécialement au point de vue de la sécurité des hommes qui peuvent être appelés à s'en servir : Or, notamment en France, que fait le Ministère de la Guerre ? Impose-t-il d'emblée tel ou tel modèle d'aéroplane, dont les plans auraient été élaborés par les meilleurs ingénieurs officiels ?

---

(1) L. Landouzy (*loc. cit.*).

Nullement : il se contente de fixer très clairement les conditions que devront remplir ces aéroplanes pour répondre aussi bien que possible au but proposé, et, de tous ces appareils, ce seront ceux qui, dans un concours public, auront le mieux rempli ces conditions, auxquels reviendra l'honneur d'être définitivement adoptés.

Si ce mode de procéder est jugé bon et sage par tout le monde, pourquoi en serait-il autrement pour ce qui concerne le meilleur moyen de lutter contre la tuberculose ?

Certes la vie de nos intrépides aviateurs mérite d'être protégée par tous les moyens possibles ; mais est-ce que 200.000 à 250.000 existences humaines à conserver ou non, chaque année, rien qu'en France, ne valent pas aussi la peine que, brisant avec une routine funeste, on abandonne un système démodé qui, jusqu'ici, n'a abouti qu'à de retentissants échecs ?

L'expérience n'a-t-elle pas assez duré ? N'a-t-elle pas assez fait de victimes ? Et n'est-il pas temps que la Société, atteinte de plus en plus dans ses œuvres vives, par ces épouvantables hécatombes annuelles, prenne désormais en main l'étude de cette question vitale, et que, lasse d'en attendre exclusivement la solution de ces petits cénacles hermétiquement fermés à tout progrès venant du dehors, elle aille, enfin, la chercher au grand air et dans la pleine lumière de la liberté ?

VII

Un Défi Thérapeutique

Quels sont ceux qui seront appelés à prendre part à ce concours ?

Evidemment si un de ces princes de la science qui, dans n'importe quel Pays, dogmatisent actuellement sur le traitement de la tuberculose, voulait bien consentir, au nom de ses collègues, à descendre dans l'arène pour croiser le fer d'un essai clinique contradictoire avec l'humble auteur d'une méthode, non officielle il est vrai, mais sûre quand même de sa valeur, ce serait là un beau geste qui simplifierait singulièrement la question, en la limitant (1).

Rien ne serait plus facile : Un jury choisirait, par exemple, vingt phtisiques ayant des cavernes bien nettes et présentant, en outre, des symptômes cliniques extérieurs : toux, crachats, vomissements, sueurs, etc., bien prononcés, afin que tout le monde, médecins et profanes, puissent suivre parfaitement les effets produits par les traitements sur ces divers symptômes ; car il n'y a pas besoin d'être médecin, il suffit d'y voir clair pour constater, par exemple, si les crachats, les vomissements, les sueurs, etc., diminuent ou restent stationnaires. Ces cavitaires seraient repartis judicieusement de façon à former deux groupes, aussi égaux que possible comme gravité pronostique. Ces deux groupes seraient ensuite tirés au sort, puis confiés, sous contrôle naturellement, aux soins respectifs des deux concurrents. L'essai pourrait se prolonger autant qu'on le voudrait : 3 mois, 6 mois, un an ; mais, qu'on n'en doute pas, avant qu'il ne se soit passé 3 mois, les spectateurs de ce tournoi original seraient déjà fixés sur la valeur respective des deux méthodes en présence.

Malheureusement, ce n'est là qu'un rêve ; car quels sont les médecins officiels assez certains de la supériorité de leur traitement pour relever le gant qui leur est

---

(1) Il est fait allusion ici à une méthode de traitement existant depuis plus de 12 années et qui, quoique ayant été imaginée par un simple praticien, n'en est pas moins un des plus puissants moyens d'action dont nous disposions actuellement contre la tuberculose.

Employée *convenablement*, non seulement elle guérit, presque à coup sûr, la plupart des tuberculoses normales du 1er et du 2e degré, mais même, en une très forte proportion, les tuberculoses du 3e degré, ainsi que les tuberculoses osseuses ou articulaires, même suppurées, contre lesquelles, nous venons de le voir (page 20) le Prof. Kirmisson avoue ne pouvoir « absolument rien ».

Dans certains cas, elle a même permis de guérir rapidement et définitivement des phtisiques au dernier degré de consomption auxquels leur médecin donnait à peine quelques jours à vivre.

jeté ici, malgré l'âpre désir qu'ils pourraient avoir de faire mordre la poussière à un adversaire si sottement présomptueux ?... Mais, voilà, si justement cela allait être l'inverse ! Aussi préféreront-ils hausser les épaules devant ce défi, et, plus que jamais, se renfermer dans un silence non moins dédaigneux... que prudent.

Toutefois qu'ils ne se félicitent pas trop d'avoir échappé à cette lutte en champ clos, car il y a un moyen de les y entraîner, indirectement, malgré eux : Ce moyen c'est, comme nous allons le voir, le concours entre les spécialités antituberculeuses.

VIII

Les Concurrents en présence

Tout le monde sait que lorsqu'un traitement, relatif ou non à la tuberculose, est préconisé par une autorité scientifique, il apparaît aussitôt, sous des noms divers et des formes différentes, toute une série de spécialités pharmaceutiques qui se hâtent, à leur profit, de vulgariser ce traitement auprès du grand public médical.

C'est ce qui, en France, s'est passé, par exemple, pour les méthodes du Professeur Debove (poudres de viande) ; du Professeur Ch. Richet (viande crue, plasma, etc.) ; du Professeur A. Gautier (cacodylates) ; etc., etc. Ce sont là ce qu'on peut appeler les spécialités *para-officielles.*

A côté de celles-ci, il en existe un certain nombre, notamment les sérums, dits scientifiques, dits spécifiques, qu'on peut qualifier, en toute vérité, de spécialités *officielles*, puisqu'elles sont préparées avec la collaboration, ou sous la direction, ou même dans le laboratoire de médecins officiels, et que, de plus, elles en portent souvent les noms.

La troisième catégorie est celle des spécialités *indépendantes*, dues à l'initiative et aux recherches personnelles de simples médecins ou pharmaciens. Pour la plupart elles sont moins connues que les premières : c'est tout naturel puisque, contrairement aux deux autres, elles n'ont, à leur disposition, ni la tribune de l'Académie, ni les chaires des Facultés, ni les grands journaux plus ou moins officiels de médecine... mais cela ne prouve pas que, parmi elles, il ne s'en trouve pas quelques-unes douées d'une véritable valeur.

Ce serait précisément le rôle du concours de faire connaître lesquelles, de ces diverses spécialités : officielles, para-officielles ou indépendantes, se montrent réellement les plus efficaces et les plus pratiques contre la tuberculose.

Malgré leur différence d'origine, il ne saurait plus y avoir place ici pour des privilèges d'un autre âge.

A la rigueur, on peut encore admettre qu'un grand savant officiel refuse de venir compromettre, dans une lutte clinique particulière, la dignité de l'enseignement dont il est le dispensateur attitré.

Mais, ici, il n'en est plus de même : Ce sont des produits commerciaux qui sont en présence les uns des autres ; à ce titre, ils sont tous égaux et aucun d'eux ne peut, sans déchoir aussitôt devant l'opinion publique, refuser, sous prétexte de dignité, de prendre part à un concours lui donnant l'occasion de montrer qu'il est sincère en affirmant, tous les jours, sa supériorité dans le traitement de la tuberculose.

Les spécialités para-officielles et officielles n'étant, en somme, comme nous venons de le montrer que la réalisation, sous forme commerciale, des diverses méthodes de traitement préconisées successivement contre la tuberculose par les médecins les plus en renom, il s'ensuit donc que, malgré ceux-ci, leurs méthodes, sinon eux-mêmes, seront obligées de prendre part à ce concours, sous peine d'être disqualifiées, et, qu'ainsi (chose qui est loin d'être indifférente), on pourra savoir au juste si la valeur curative et préventive de celles-ci est à la hauteur de la situation officielle de ceux qui les ont préconisées ou les préconisent encore.

IX

Organisation du Concours

Avant d'étudier quels pourraient être les meilleurs moyens à employer pour assurer à ce concours le maximum d'effet, il n'est peut être pas inutile de répondre à quelques objections qui viennent d'emblée à l'esprit :

1re Objection. — *Comment la commission, nommée par les Pouvoirs publics pour organiser ce concours, pourrait-elle se reconnaître au milieu du nombre considérable de spécialités pharmaceutiques antituberculeuses ?*

Il est certain que les spécialités pharmaceutiques qui se prétendent indiquées dans la tuberculose sont en assez grand nombre. Mais il est non moins certain également que beaucoup d'entre elles n'ont qu'une confiance très relative en elles-mêmes.

Aussi, sans être prophète, peut-on affirmer que si les épreuves éliminatrices sont sérieuses, toutes ou presque toutes les spécialités sans valeur réelle, se garderont bien d'y prendre part.

C'est donc, à peine, s'il restera, en présence, une cinquantaine de spécialités prêtes, de bonne foi, à affronter les épreuves du concours.

En admettant que chaque spécialité soit expérimentée sur dix tuberculeux, on voit donc que l'organisation générale de ce concours n'aurait rien d'extraordinairement difficile, ces 50 groupes de 10 tuberculeux pouvant être répartis et soignés dans 50 services différents des hôpitaux de Paris.

Enfin, rien n'empêcherait, en France, de limiter le concours aux spécialités françaises. Plus tard, si de semblables concours étaient organisés dans d'autres

Pays, pourrait avoir lieu ensuite un concours international entre les différents lauréats.

2e Objection. — *En admettant que ce concours permette de reconnaître quelle est la meilleure spécialité antituberculeuse, ne serait-ce pas attenter à la liberté des médecins que de prétendre leur en imposer l'usage ?*

Cette objection est plus spécieuse que réelle, attendu qu'il n'y aura aucunement besoin d'imposer aux médecins la spécialité pharmaceutique ayant gagné le 1er prix au concours, puisqu'ils seront eux-mêmes les premiers à en recommander l'emploi à leurs tuberculeux.

Quand un médecin croit devoir prescrire le sérum de Behring-Roux à un petit diphtérique, sa liberté est-elle entravée ? Non, n'est-ce pas ? Pas plus, du reste, que ne le sera celle des futurs aviateurs militaires quand ils voleront sur l'aéroplane primé.

3e Objection. — *Mais, alors, ce sera, pour la spécialité antituberculeuse qui sera primée, une réclame monstre, dont on ne peut se faire une idée ?*

Et après ? Quand cela serait, où serait le mal ?

Lorsque Blériot a passé la Manche, en aéroplane, est-ce que cela a empêché la Presse de crier sa victoire d'un bout du monde à l'autre ? A-t-elle été arrêtée par la pensée que cela allait faire de la réclame au modèle Blériot ?

Au surplus, n'est-il pas souverainement juste que les inventeurs soient rémunérés de leurs peines en proportion des services que doivent rendre leurs inventions ?

A-t-on jamais pensé à reprocher à Marconi, par exemple, les bénéfices considérables qu'il retire légitimement de l'application, dans l'univers entier, de la télégraphie sans fil ?

Si cependant cette considération devait être un obstacle au succès du concours, qu'est-ce qui empêcherait de spécifier auparavant que tout concurrent devra s'engager, dans le cas où il serait primé, à laisser aux divers Etats toute liberté d'exploiter sa méthode moyennant une juste indemnité préalable dont le montant serait laissé à l'appréciation de ces Etats eux-mêmes.

De la sorte, la solution du problème social de la tuberculose serait rendue encore bien plus économique, puisque tous les Etats pourraient employer les bénéfices qu'ils retireraient de la vente de cette préparation aux personnes aisées, pour assurer le traitement gratuit des tuberculeux de la classe pauvre.

Parlons maintenant des épreuves.

Comme la plupart des concours, le concours des spécialités pharmaceutiques antituberculeuses se composerait de plusieurs épreuves, dont les deux premières, très sérieuses, pourraient être éliminatrices.

A titre d'indication, voici, par exemple, quelles pourraient être ces épreuves :

1re Epreuve éliminatrice. — Traitement, pendant trois mois, de dix tuberculeux ayant de grosses cavernes et déjà assez sérieusement atteints pour n'avoir qu'une survie probable de six mois environ. Ces cavitaires devraient présenter de plus, des symptômes extérieurs bien prononcés : toux fréquente, crachats jaune-verdâtres abondants, sueurs, vomissements, etc., de façon (ces expériences devant être publiques) que même les personnes étrangères à la médecine puissent se rendre compte des améliorations obtenues. En plus de ces spécialités, chaque tuberculeux, sauf indication urgente, ne devrait recevoir aucun produit pharmaceutique. Comme régime, rien de plus que celui de l'hôpital.

Les dix spécialités pharmaceutiques qui auraient donné les meilleurs résultats, tant au point de vue des divers symptômes et signes d'auscultation qu'au point de vue de l'état général, seraient seules admises à prendre part à la 2e épreuve éliminatrice qui pourrait être la suivante.

2e Epreuve éliminatrice. — Traitement pendant trois mois de dix groupes de quinze enfants, n'ayant pas dépassé l'âge de 12 à 13 ans, par conséquent, aussi peu suggestionnables que possible.

Sur les quinze enfants, composant chaque groupe, cinq seraient par exemple, atteints de tuberculose pulmonaire à forme chronique grave ; cinq, de méningite tuberculeuse et les cinq autres de tumeurs blanches suppurées ou de maux de Pott en pleine évolution, mais à marche chronique.

Les trois spécialités pharmaceutiques antituberculeuses qui auraient procuré, chez ces enfants, les améliorations les plus promptes et les plus complètes, auraient seules le droit de prendre part à l'épreuve définitive, dans laquelle ces spécialités pourraient être étudiées au double point de vue curatif et préventif.

Remarque. — Si nous demandons que, pour ces deux épreuves éliminatrices, on choisisse de préférence des malades atteints de formes graves de tuberculose chronique, c'est que ces cas graves ont, sur les cas de tuberculose au début, le triple avantage :

1° — De rendre presque impossible toute erreur de diagnostic, celui-ci étant ordinairement aussi évident dans ces cas graves qu'il est parfois discutable dans les cas bénins ou au début.

2° — De présenter des symptômes extérieurs assez accusés pour permettre, même au public, de se rendre compte, pour ainsi dire *de visu* de l'action utile, nulle ou nuisible de la médication.

3° — De permettre d'échapper au reproche de ne rien prouver que, légitimement, on peut adresser à tous les essais faits sur des tuberculeux plus ou moins rapprochés du début de leur mal dont la guérison est fréquemment spontanée. Ne serait-ce qu'une simple amélioration constatée régulièrement sur un certain nombre de malades considérés comme incurables, dans l'état actuel de la science ; cette amélioration prouve, en effet, infiniment plus en faveur d'une médication, que la guérison même complète de tuberculeux peu avancés, du moment qu'il est reconnu que ceux-ci peuvent souvent guérir seuls. De plus, si la médication en question agit sur les formes graves on peut logiquement en conclure que, *a fortiori*, elle doit agir sur les formes légères ou au début, tandis que la réciproque n'est pas nécessairement vraie.

Epreuve définitive, dans laquelle les spécialités seraient étudiées au double point de vue curatif et préventif.

On sait combien la tuberculose fait de ravages parmi le personnel enseignant et les élèves des Ecoles de Paris.

Supposons que tout ou partie importante de cette si intéressante population soit répartie en quatre groupes, aussi comparables que possible sous le rapport de la morbidité et de la mortalité par tuberculose et que, un de ces groupes ayant été choisi comme témoin, chacun des trois autres groupes se soumette au traitement par l'une des trois spécialités, en concurrence, pendant une année tout entière, n'y aurait-il pas là matière à une expérience des plus instructives ?

Nul doute que, le cas échéant, maîtres et élèves ne se prêtent volontiers à cet essai, tant dans l'intérêt général, que dans leur propre intérêt. Dans le cas où, pour une raison ou pour une autre, cette épreuve ne pourrait être tentée sur la population des Ecoles parisiennes, elle pourrait l'être, à la place, dans certaines administrations publiques ou privées où la tuberculose fait plus particulièrement des ravages.

X

Conclusion

Si, de l'avis de ceux qui ont le plus étudié les questions militaires, il y a souvent plus d'avantages à prendre courageusement l'offensive qu'à garder une trop prudente défensive, il semble qu'il en est de même dans la lutte contre la tuberculose.

En attendant que soit enfin trouvé le vaccin tant cherché, c'est moins, à notre avis, par les grandes mesures sociales à caractère défensif (que, dans tous les Pays, on tend à préconiser actuellement), qu'en attaquant directement la tuberculose jusque dans ses repaires, c'està-dire jusque dans l'organisme des malades, par un traitement véritablement actif, qu'on peut espérer d'arrêter les ravages de ce fléau, en réduisant un à un tous ses foyers à l'impuissance.

N'est-il pas évident, en effet, que si (un traitement véritablement efficace, ayant été mis en lumière par le concours), on appliquait ce traitement sur tous les tuberculeux à la fois et pendant tout le temps nécessaire, on aurait bientôt localisé le fléau, puisque, du fait même de leur guérison, ces tuberculeux cesseraient aussitôt de produire de nouveaux bacilles et qu'ainsi serait rapidement tarie la source même de nouvelles contaminations ?

Rien d'impossible à ce que le concours mette ainsi en évidence plusieurs traitements plus ou moins capables de donner de tels résultats.

Dès maintenant, nous n'hésitons pas à déclarer qu'il en existe au moins un : Voici déjà plus de 12 ans que, avec preuves à l'appui, nous le proposons à la Faculté de Paris sans que celle-ci ait jamais accepté de l'examiner, ni de l'expérimenter convenablement.

Ce traitement est-il donc passible d'objections sérieuses ? Nullement : Il est, au contraire, si rationnel, que la Science officielle française (contre les théories et les méthodes de laquelle, nous l'avons vu, on peut faire tant et de si graves objections), n'a jamais rien trouvé à objecter contre lui.

Il n'a qu'un tort (qui, en réalité, est une qualité) c'est son extrême simplicité : La science officielle française se refusant *a priori* à admettre qu'une méthode si simple puisse donner des résultats qu'ont toujours été impuissantes à obtenir les médications les plus compliquées de son répertoire.

Grâce au concours, la Faculté de Paris en aura bientôt la preuve, si toutefois les Pouvoirs publics veulent bien consentir à tenter l'expérience, sans tenir compte de l'obstruction que la Science officielle française fera certainement à ce projet.

Nous ne nous faisons pas, en effet, l'illusion de croire que nos Maîtres vont se rendre si facilement aux raisons que nous avons développées, au cours de ce travail... et ailleurs. Mais il ne s'ensuit pas pour cela que ces raisons ne sont pas justes.

Cela ne prouve qu'une chose ; c'est que (malgré la protestation si indignée, en apparence, du Professeur Charles Richet (1) contre le « grand crime » que naguère la Faculté de médecine de Paris aurait commis contre Michel Servet) la tradition continue.

Est-ce à dire, pour cela, que nous taxons de criminelle l'obstruction qu'on pourra nous faire ? Nous nous en garderons bien, persuadé, pour les raisons suivantes, que l'expression du Professeur Charles Richet a dû certainement dépasser sa pensée.

En effet, pour qu'il y ait crime, et, à plus forte raison, « grand crime », justifiant « la tardive expiation » dont le Professeur Charles Richet prétendait, si humblement, s'acquitter au nom de la Faculté actuelle de Paris, il eût fallu, tout au moins, que les divers membres de cette même Faculté qui, au cours des XVIe et XVIIe siècles, refusèrent successivement d'adopter officiellement la découverte de Michel Servet l'eussent fait tout en étant intimement convaincus de la réalité et de l'importance de cette découverte.

Non, leurs desseins ne furent pas si noirs.

A en juger par ce qui se passe aujourd'hui et ce qui se passera toujours (car il semble que ce soit là une tare inhérente à la fonction), ces maîtres d'alors, plus ou moins infatués de leur prétendue omniscience et croyant instinctivement que rien ne pouvait se dire ou se faire de bon en dehors de leur enseignement officiel (dont pourtant bien peu de chose de sérieux est resté jusqu'à nous) durent nécessairement regarder comme fausses les idées de Michel Servet, du moment qu'elles n'étaient pas conformes à ce qu'ils intitulaient eux-mêmes : la Science.

Leur obstruction fut donc seulement instinctive, elle ne fut pas criminelle... pas plus que ne fut crimi-

---

(1) Charles Richet (*loc. cit.*).

nelle celle faite, tour à tour, par les officiels de l'époque, à Jenner, à Villemin, à Pasteur, etc... pas plus que ne l'est également celle que la Faculté actuelle de Paris (dont fait partie le Professeur Charles Richet) peut faire, en ce moment même, à d'autres découvertes d'une importance pratique infiniment supérieure à celle de Michel Servet.

Il est permis de constater que peu de nos Maîtres savent se défendre de la petite tare fonctionnelle, à laquelle nous venons de faire allusion ; on peut même juger que cette tare est une chose regrettable en elle-même puisqu'elle a été, est et sera encore un obstacle sérieux au progrès ; mais, vraiment, comment s'indigner de cet état d'âme, ignoré d'eux, quand on les voit, avec tant de bonne foi et d'ingénuité, être si ardents à reprocher hautement à leurs devanciers cette même obstruction qu'instinctivement ils sont les premiers à pratiquer, à l'occasion ?

Nous nous contenterons donc tout simplement, si cela devient nécessaire, d'en appeler de la Science officielle d'aujourd'hui, à la Science officielle de demain ; et, dès maintenant, à tous ceux, médecins ou étrangers à la médecine, qui, pensant par eux-mêmes, savent se garder de l'entraînement irréfléchi des foules et cherchent à reconnaître, sous le masque des mots, la faiblesse ou la contradiction des idées, celles-ci seraient-elles présentées et soutenues par les autorités médicales les plus incontestées... et nous sommes convaincu qu'après avoir sincèrement comparé nos idées avec celles qui ont cours actuellement, ces penseurs libres reconnaîtront que, à défaut de la Faculté, nous avons la vérité et le bon sens pour nous.

Ceci nous consolera de cela.

ARGENTAN
IMP. EMILE LANGLOIS

177

www.ingramcontent.com/pod-product-compliance
Ingram Content Group UK Ltd.
Pitfield, Milton Keynes, MK11 3LW, UK
UKHW020419220726
13923UKWH00005B/2056